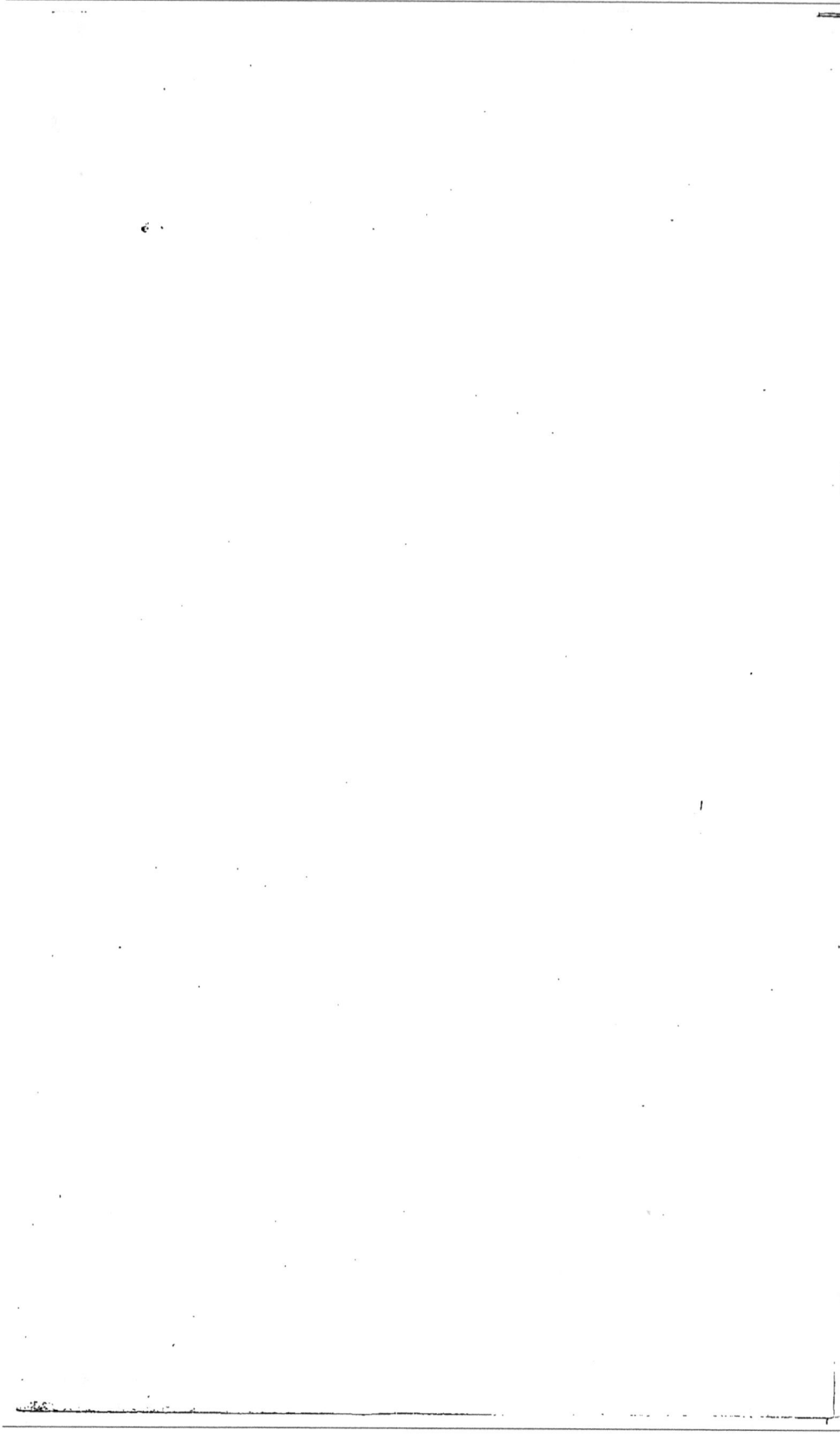

NOTICE

SUR

Monseigneur Dubourg,

Archevêque de Besançon.

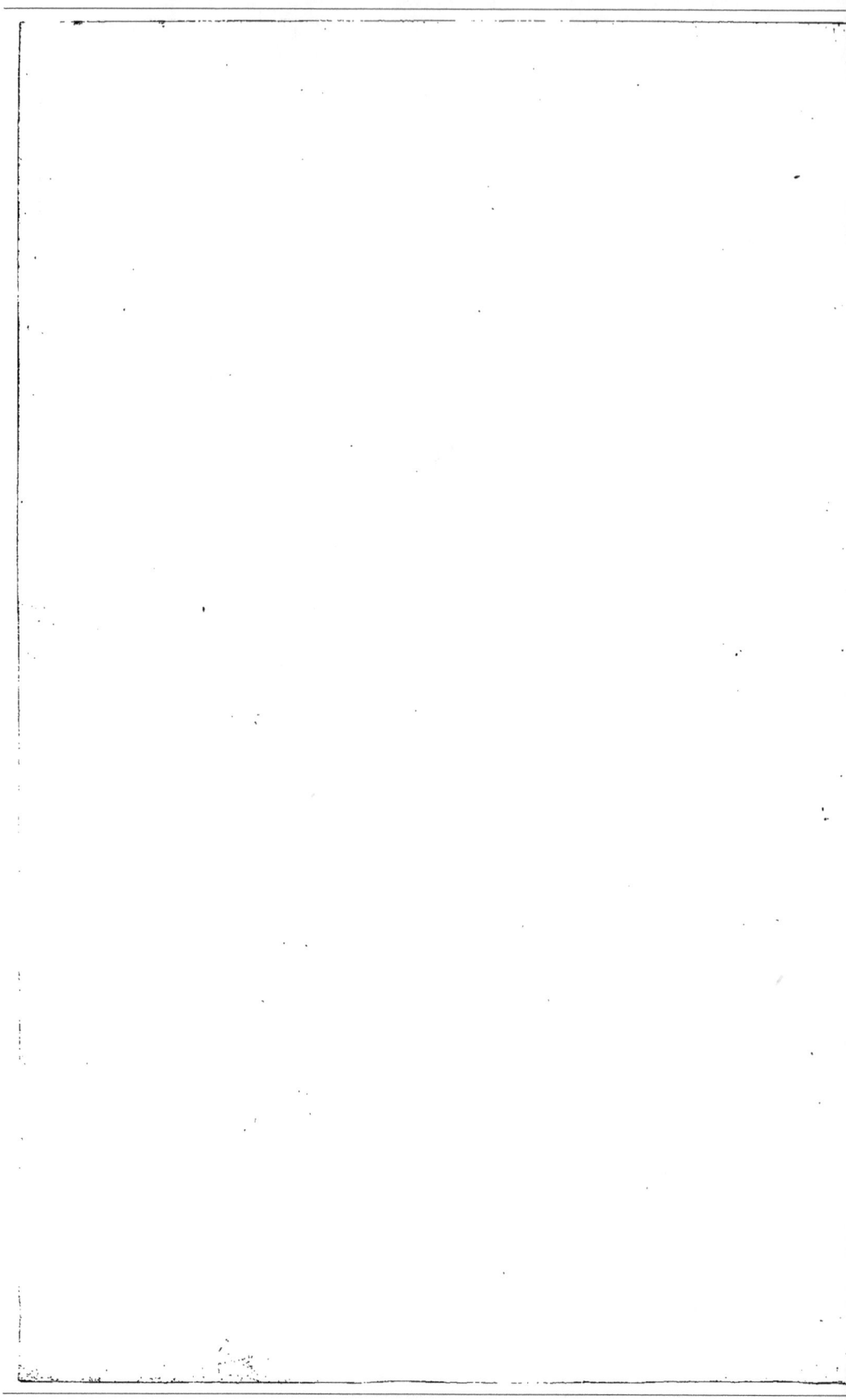

NOTICE

SUR

LA MALADIE ET LES DERNIERS MOMENS

DE Mgr. DUBOURG,

Archevêque de Besançon,

Par M. le docteur Pécot;

Lue à la Séance publique de l'Académie des Sciences, Belles-Lettres et Arts de Besançon, le **28 Février 1834**.

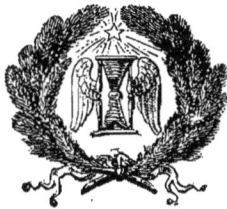

BESANÇON,

L. SAINTE-AGATHE AINÉ, IMPR. DE L'ACADÉMIE,

SUCCESSEUR DE Ve. DACLIN.

—

1834.

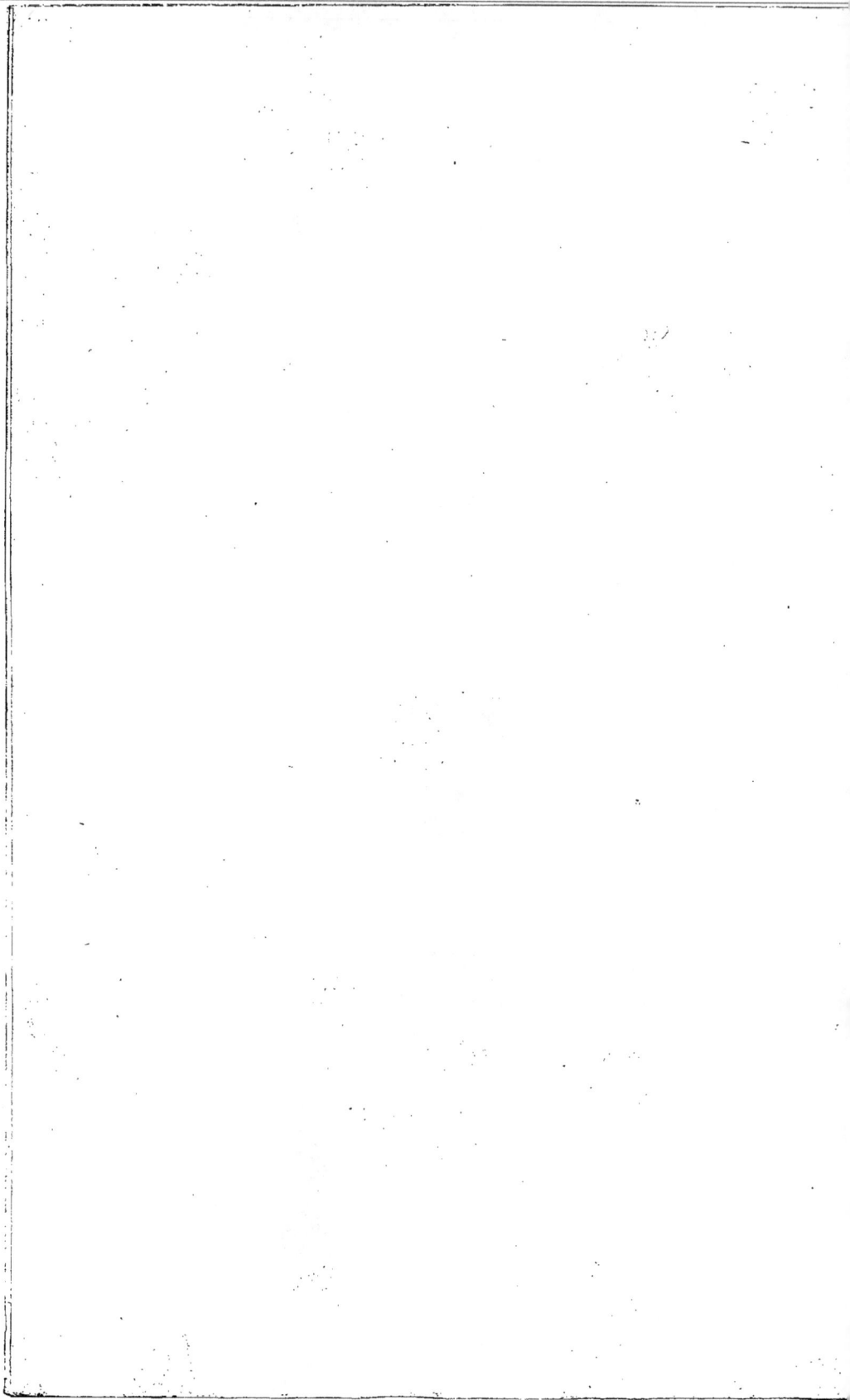

NOTICE

SUR LA MALADIE ET LES DERNIERS MOMENS

De Monseigneur Dubourg,

ARCHEVÊQUE DE BESANÇON.

———◦◦◦———

MESSIEURS,

Je viens vous entretenir de la maladie et des derniers instans de Mᵍᵒ. DUBOURG; car, pour la seconde fois, dans moins d'un an, la mort a rendu vacant le siége archiépiscopal de Besançon *.

Pourtant, il faut le dire, cette seconde mort a été moins imprévue et moins frappante que la première.

Le cardinal de Rohan, jeune encore, a succombé à un accident auquel, il est vrai, sa mauvaise santé le disposait, mais qu'a déterminé cette crise politique, qui, après avoir brisé ses affections les plus chères, l'a poursuivi partout où il s'est réfugié, et, par une fatalité sans exemple, ne lui a même pas épargné, à son retour parmi nous, un dernier et profond chagrin. La vie, dans un corps si frêle, n'a pu résister à tant d'émotions, à tant de fatigues et à tant de regrets.

---

* Mᵍᵐ. de Rohan est mort le 8 février 1833, et Mᵍᵐ. Dubourg le 12 décembre de la même année.

Mgr. Dubourg, au contraire, successivement évêque des deux Louisianes et de Montauban, et archevêque de Besançon, était dans sa soixante-huitième année, et se trouvait déjà gravement malade lorsqu'il prit possession de son dernier siége. Des fatigues physiques souvent inouies, en parcourant comme missionnaire les vastes contrées des deux Louisianes, jointes à de vives et nombreuses sollicitudes, avaient peu à peu miné sa forte constitution. L'administration difficile du diocèse de Montauban usa, plus tard, ce qui lui restait de vie, et, à son arrivée parmi nous, son zèle et sa prodigieuse activité d'esprit soutenaient seuls une nature épuisée et défaillante. Pour qui se rappelle la faiblesse de sa voix, l'affaissement de ses forces, l'altération profonde et toujours croissante de ses traits, il est facile de comprendre qu'il ne lui restait plus qu'à mourir. Et lui-même ne se le dissimulait pas, lorsque, le jour de son installation, il nous disait dans son mandement : « En entrant dans cette vénérable basilique, » le premier objet qui a frappé ma pensée, c'est ce » tombeau où bientôt mes cendres reposeront à côté » de celles de mes saints prédécesseurs, entourées des » supplications de mes enfans. »

Mgr. Dubourg naquit à St.-Domingue, d'une famille originaire de Bordeaux. A l'âge de quatorze ans, fort et de petite taille, il acquit tout-à-coup, pendant le travail d'une fièvre quarte, la stature avantageuse que vous lui avez vue. Cette crue rapide affaiblit le système nerveux et le rendit très-irritable.

Vers trente ans, à l'époque des plus grandes fatigues

de sa vie de missionnaire, Mˢʳ. Dubourg fut atteint d'une fluxion de poitrine des plus violentes, et dont il disait n'avoir guéri que par une espèce de miracle.

C'est à la convalescence de cette maladie que Mˢʳ. Dubourg faisait remonter l'apparition d'anxiétés précordiales, d'angoisses allant quelquefois jusqu'à une entière défaillance. Le pouls alors devenait serré, fréquent, sans toutefois offrir d'intermittence. On attribuait ces crises à un état nerveux de l'estomac, bien que le cœur n'y fût pas étranger, comme on l'a souvent soupçonné, et comme enfin on en a acquis la preuve.

Ces anéantissemens plus ou moins complets revenaient à l'improviste, tantôt à plusieurs jours d'intervalle, tantôt plusieurs fois dans le même jour. Ils surprenaient le pieux missionnaire, soit dans l'exercice du sacerdoce, soit dans ses courses à travers les forêts et les déserts du Nouveau-Monde. Ceux qui étaient témoins de ces crises effrayantes, l'ont souvent cru mort. Quelque boisson spiritueuse et un morceau de gros pain qu'il demandait instinctivement, étaient ce qui le remettait le mieux. Les grandes fatigues et les inquiétudes semblaient rendre ces accès plus forts et plus fréquens.

La santé de Mˢʳ. Dubourg ne présentait pas d'altération plus notable, lorsqu'il quitta une dernière fois l'Amérique pour revenir en France.

Ce changement de pays est souvent funeste aux personnes qui sont nées dans les pays chauds, ou qui les ont habités long-temps. Mˢʳ. Dubourg ne tarda pas à en ressentir les fâcheux effets. Ses forces commencèrent à baisser, ses traits s'altérèrent, et pendant les trois dernières années qu'il passa à Montauban, on le vit de plus en plus s'affaiblir et tomber.

Toutefois, aucune fonction ne paraissait plus spécialement lésée que les autres, lorsque, il y a environ un an, quittant Montauban et descendant à Bordeaux sur le bâteau à vapeur, Mgr. Dubourg fut saisi par le froid, et contracta un catarrhe des bronches et du larynx, avec fièvre. Sa voix se perdit aux trois quarts, pour ne jamais reparaître complétement; et peu après, les ganglions lymphatiques qui accompgnent les vaisseaux profonds du cou et longent le larynx, se tuméfièrent considérablement. Des accès de fièvre plus ou moins forts revenaient de temps à autre, et laissaient chaque fois le malade plus faible.

Pendant six mois de séjour à Paris, les médecins les plus distingués ne purent, à force de soins, que ralentir un peu la marche de la maladie, et pallier quelques-uns des accidens, tels que l'affection catarrhale bronche-laryngée et l'engorgement des glandes. Du reste, anéantissemens fréquens et faiblesse toujours croissante (1).

La saison des eaux étant arrivée, on envoya Mgr. Dubourg à Luxeuil, en attendant le moment de prendre possession du siége de Besançon. Les eaux, pendant lesquelles on crut pouvoir essayer un régime plus fortifiant que celui qu'on avait suivi jusque-là, parurent remonter un peu les forces. Une des glandes du cou suppura; les autres se ramollirent et diminuèrent sensiblement. La voix était moins voilée.

Mgr. Dubourg profita de ce mieux - être pour faire
le voyage de Besançon et y venir attendre ses bulles.
Il s'installa au séminaire, où je le vis pour la première
fois. Peu de jours après, sans cause sensible, il fut
pris d'une crise d'hémorroïdes, la première de sa vie.
Elle se compliqua de l'inflammation d'une portion
des gros intestins, avec une fièvre violente, et produisit une véritable dyssenterie. La diète, les boissons
adoucissantes, les sangsues, et plus tard quelques
gouttes de laudanum, dissipèrent ces accidens (2).

Après cette crise, Mgr. l'Archevêque put paraître
à une retraite qu'une partie de MM. les curés du diocèse faisaient au séminaire. Il se trouva heureux de ce
premier rapport avec une portion de son clergé ; car,
depuis long-temps, il en était à calculer la portée
de ses forces pour la moindre démarche, pour le plus
petit déplacement.

Peu de jours après survinrent des accès d'une fièvre
tantôt tierce, tantôt quotidienne, avec du frisson, de
la sueur et une rémission marquée. Quelques doses
légères de quinquina, continuées plus tard comme
tonique et antispasmodique, en y associant la valériane,
modifièrent avantageusement ces accès, remontèrent
un peu les forces, et régularisèrent l'action nerveuse
de manière à diminuer la fréquence des anéantissemens dont nous avons parlé (3).

Ce fut heureusement dans cet instant qu'eut lieu
l'installation. Mgr. l'Archevêque en supporta assez
bien la fatigue. Il se sentit ranimer à la vue de ce
grand concours de fidèles qui se pressaient sur la

place du Palais et dans l'intérieur de l'église. La présence de toutes les autorités, l'assistance de près de deux cents prêtres, tant de la ville que de la campagne, ajoutèrent à l'éclat de cette cérémonie, qu'annonça le canon de la citadelle, qu'anima une musique nombreuse et éclatante, et qu'embellit la complète et brillante illumination de l'intérieur de l'église. Cette fête rappelait les beaux jours du prélat qui, avant lui, avait occupé le siége. Mgr. Dubourg fut profondément touché de cet accueil empressé et unanime, et de la beauté de cette cérémonie, à laquelle son aspect vénérable avait, plus que tout le reste, donné de la grandeur et de la solennité. Comme on lui demandait s'il en avait ressenti beaucoup de fatigue, et s'il était satisfait : « Il y a long-temps que » je n'en ai tant fait, répondit-il ; mais aussi jamais » on n'en a tant fait pour moi. » Ce n'était pas, en effet, dans son diocèse si récent de la Louisiane, où le culte n'avait encore que la simplicité de la primitive église ; ce n'était pas à Montauban, évêché de nouvelle création, où il trouva la cathédrale dans le plus entier dénuement ; ce n'était pas, dis-je, dans ces deux précédens siéges, qu'il avait pu être habitué à la pompe des cérémonies religieuses ; aussi appréciait-il plus que personne la beauté de notre métropole, le soin et le goût avec lesquels son prédécesseur l'a décorée, et la munificence de ce noble et généreux prélat à l'égard de ses successeurs et de tout le diocèse.

Peu de temps après, survint un nouvel accident qui

effraya beaucoup ceux qui en furent témoins. Ayant voulu se rendre au chœur pour y entendre la messe, Monseigneur éprouva une défaillance plus complète que toutes celles que nous avions vues jusque-là. La perte de connaissance fut entière ; le pouls disparut un instant, et les jeunes prêtres qui entouraient l'Archevêque, le crurent mort. Un accès de fièvre, suivi de transpiration, termina cette crise, qui donna dans le public la juste mesure des craintes que devait inspirer l'état de souffrance de notre digne prélat.

Enfin eut lieu la dernière cérémonie à laquelle il prit part, l'apposition du pallium. Il souffrit visiblement de sa longueur et de ses détails. En voyant, ce jour-là, Mgr. Dubourg si faible et si défait, on ne pouvait s'empêcher de songer à cette autre apposition du pallium qui a lieu lorsqu'on va déposer le corps d'un Archevêque dans la tombe. Pour lui, ces deux cérémonies semblaient devoir se toucher.

Mgr. l'Archevêque eut encore chez lui quelques assemblées nombreuses, et parut une fois chez une des premières autorités ; mais chaque jour le trouvait plus faible et plus languissant. Les affaires du diocèse, qu'il traitait soit en conseil, soit en particulier, eussent été bien au-dessus de ses forces, sans l'active participation de ses grands-vicaires ; car l'état de sa santé devenait de plus en plus fâcheux. Le pouls prenait plus de fréquence et plus de faiblesse. Sa figure, *d'un jaune-paille*, s'altérait chaque jour davantage ; et pour dernier motif d'inquiétude, à la maigreur toujours croissante se joignit l'enflure des jambes et des pieds (4).

Enfin arriva la dernière crise (5). Le lundi 2 décembre, Mgr. Dubourg fut complétement arrêté, et sentit se développer cette série de douleurs aiguës qui devaient terminer sa vie.

Tous les signes qui indiquent qu'une inflammation chronique a passé à l'état aigu, se manifestèrent successivement. La fièvre et l'agitation étaient des plus fortes. Au moindre mouvement, les défaillances habituelles reparaissaient, mais avec plus d'anxiété et de détresse, et avec de l'intermittence dans le pouls (6).

Cependant, au milieu de ce grand désordre, les facultés intellectuelles restaient intactes. Notre digne prélat comprit la gravité de sa position. A la fin du second jour, sentant que les accidens augmentaient : « Mon cher Docteur, me dit-il, mettez la main sur » votre conscience, et répondez-moi : où en suis-je » de ma maladie, et y voyez-vous du danger ? » Je dis à Sa Grandeur que, vu l'ancienneté de son mal et l'état de faiblesse où il l'avait réduite, il était impossible de ne pas craindre les suites d'une crise aussi violente ; que, cependant, il n'y avait point de danger prochain, mais que s'il en survenait, j'en préviendrais les personnes qui l'entouraient. « Non, Docteur, c'est » moi qu'il en faudra prévenir. Dans tous les cas, je » vois ce qu'il en est, et je sais ce qui me reste à » faire. » Alors il songea à toutes les personnes qu'il affectionnait ou qu'il connaissait particulièrement, et leur fit écrire pour leur apprendre sa position et leur faire ses adieux. Il régla tout ce qui était relatif au diocèse, avec une présence d'esprit admirable, et acheva de mettre ordre à ses affaires de famille.

En même temps, il chercha dans les secours de la religion un soutien contre ses douleurs, et une nouvelle et dernière assurance du bonheur de l'autre vie.

Il ne m'appartient pas, Messieurs, de vous entretenir de la piété et de la foi ardente du prélat, jetant un éclat plus vif dans ces derniers momens, et répandant autour de lui l'édification et l'exemple; non plus que des inquiétudes touchantes d'un digne apôtre de l'Evangile, qui craint de n'avoir qu'incomplétement rempli sa mission, et de ne pas mériter la récompense à laquelle il aspire si ardemment.

Mais je vous parlerai de ce corps succombant douloureusement à la destruction, de cette âme ferme et résignée, luttant contre des angoisses continuelles, et soutenant avec calme la perspective d'une mort inévitable, dont il avait pleine conscience. Il est si ordinaire de se faire illusion en pareil moment! Mgr. Dubourg sentait qu'il aurait à combattre long-temps, quand il disait à un de ses vicaires : « Je ne » sais ce que Dieu me réserve ; mais avec ma struc- » ture athlétique, je dois avoir à soutenir avec la mort » des combats de géant. » Pensant que ses douleurs iraient toujours croissant, il s'effrayait des dernières. « C'est, disait-il, ce dernier moment d'agonie qui me » fait le plus de peur : mon Dieu, adoucissez pour » moi ce terrible passage ! »

Toutefois, ces angoisses et ces agitations continuelles n'altérèrent nullement la douceur et l'égalité de son caractère. Combien n'était-il pas touché des soins empressés et affectueux qu'on lui prodiguait. Il le témoignait souvent avec une expansion de sensibilité telle, qu'on était obligé d'en éloigner les occasions. Après une nuit des plus orageuses, il vit, dans un moment de calme, un des jeunes ecclésiastiques qui l'avaient veillé, prier dans une partie retirée de l'appartement : « Ces bons jeunes gens, dit-il, ils me » soignent comme ils soigneraient leur père, et ils » prient pour moi. Ah ! si Dieu veut bien m'accueillir, » moi aussi, là-haut, je prierai pour eux. »

Cependant le mal faisait des progrès. Il était survenu quelques vomissemens contenant de la matière noire. La figure se décomposait de plus en plus, et les défaillances, toujours plus fréquentes, obligeaient de répandre en abondance l'éther et le vinaigre (7).

Le huitième jour, les extrémités se refroidirent et se couvrirent d'une sueur glacée. Dans ses angoisses continuelles, le malade se fit porter plusieurs fois de son lit à son fauteuil, qu'il finit par ne plus quitter. L'enflure des jambes avait gagné jusqu'à la ceinture. Une gêne particulière de la respiration, et la position habituelle, indiquaient qu'il se faisait un épanchement dans la poitrine et dans le péricarde. Enfin, après une défaillance plus forte et plus longue, le pouls resta faible, intermittent, tout-à-fait à la détresse, et tel que dans un commencement d'agonie.

Et, en effet, l'agonie commençait. Elle dura trois jours, avec pleine et entière connaissance, et fit subir cent fois à notre digne Prélat toutes les angoisses des derniers momens. Mon Dieu, quel triste et douloureux spectacle ! Il nous rappelait tout ce que, dix mois auparavant, nous avions souffert dans cette même chambre, autour d'un autre lit de douleur et de mort.

Le 11 au soir, le pouls ne battait plus ; la mort était aux extrémités. Toutefois, il y avait encore de la vie dans les yeux et dans la voix. La nature fit un dernier effort. Un frisson violent, avec tremblement, saisit tout le corps et fut suivi d'une vive chaleur. Le pouls reparut ; la voix devint brève, saccadée, l'agitation extrême ; puis, peu à peu, tout se calma ; les idées se troublèrent, la respiration s'embarrassa ; le repos succéda à l'agitation, et la mort survint, comme serait survenu un profond sommeil.

C'était donc là le port où, voyageur apostolique, devait aborder ce digne et infatigable missionnaire ! Né à l'île St.-Domingue, ayant traversé plusieurs fois les mers, et parcouru dans tous les sens une partie du Nouveau-Monde pour y répandre les bienfaits du christianisme et les lumières de la foi, il était dans sa destinée de venir mourir au milieu de nous, loin de tous les siens, n'ayant pour soutien, dans ce moment extrême, que les souvenirs de sa vie et les secours de la religion. C'était un spectacle tout à la fois triste et imposant ! triste, par l'isolement d'un homme dans un rang élevé, et qui ne tient presque à ceux qui l'entourent, que par le lien commun de la charité ; imposant, par cette complète abnégation de soi-même, par cette entière soumission aux ordres de la Providence, qui a toujours trouvé ce même

homme prêt pour l'accomplissement de ses desseins,
et qui lui a dit après : tu viendras là pour y finir !

M⁣ᵍʳ. Dubourg n'a pas voulu que son corps fût
embaumé, ni exposé à découvert. Il manifesta seulement le désir que son cœur fût envoyé en Amérique,
et allât reposer avec ses plus chers souvenirs, dans son
diocèse de la Louisiane, dont la difficile et étonnante
création résume la plus laborieuse et la plus belle
partie de sa vie.

L'autopsie fit reconnaître que l'estomac, les intestins, le foie, le pancréas, étaient atteints d'inflammation chronique et désorganisée. Le larynx était
également enflammé, épaissi, et les ganglions lymphatiques du cou étaient en suppuration. Mais le
cœur se trouvait être l'organe le plus anciennement
et le plus gravement attaqué. Il offrait toutes les alté-
rations qui caractérisent la péricardite chronique,
épanchement, fausses membranes, etc. etc. Cette lésion du centre circulatoire, qui remonte à l'époque
où eut lieu la fluxion de poitrine, était certainement
la cause des angoisses et des défaillances que le malade
rapportait à l'estomac, et fut le commencement et
le point de départ des désordres qui amenèrent la
mort (8).

M⁣ᵍʳ. Dubourg passa à peine trois mois parmi nous,
et dans l'état continuel de souffrance que nous venons
de décrire. Toutefois, sa perte n'en a pas été moins
sentie dans tout le diocèse, où sa réputation l'avait
précédé. Elle l'a été surtout par les personnes qui l'ont
approché, et qui, plus à même de l'apprécier, avaient

fondé sur lui les plus grandes espérances. Mgr. Dubourg, en effet, parvenu par son seul mérite aux premières dignités ecclésiastiques, joignait à une instruction
profonde, une haute capacité administrative et une
grande expérience. D'un caractère tout à la fois ferme
et plein de bonté, d'un esprit conciliant et d'une sage
tolérance, il pouvait, selon le besoin, agir par per-
suasion ou décider avec autorité. Ses vues élevées et
généreuses lui firent adopter et poursuivre les amé-
liorations commencées par son prédécesseur, et le
diocèse espérait, sous lui, une administration tout à
la fois paternelle et éclairée.

Dans un pays comme le nôtre, où les dissidences
et l'opposition ne vont jamais jusqu'à l'inimitié ni jusqu'à la haine, Mgr. Dubourg espérait être l'occasion
et le moyen de nombreux rapprochemens. « Le sen-
» timent religieux, nous disait-il, et le besoin d'ordre
» doivent nous tous réunir. » Et personne plus que
lui n'était capable, dans la circonstance présente, d'ob-
tenir un pareil résultat. D'un tact parfait pour juger
les hommes, et d'une grande habileté à exercer sur
eux une influence salutaire, sa longue expérience de
la vie lui avait fait comprendre avec une rare justesse
la véritable position du clergé au milieu du mouvement
social actuel. L'intérêt de la religion, qu'il était appelé
à défendre, son influence pour le maintien de l'ordre
et de la morale publique, étaient le mobile de toutes
ses actions, le but de tous ses efforts.

Mgr. Dubourg joignait à ces qualités remarquables,
à ces hautes vertus ecclésiastiques, ce qui fait le charme

— 18 —

des relations particulières, une grande aménité de caractère, une vive sensibilité d'âme, et les manières les plus distinguées. Sa conversation, riche et intéressante sous tant de rapports, était animée par une gaîté qui se soutint jusqu'au milieu de ses souffrances. Tout en lui commandait le respect, inspirait la confiance et l'attachement. Sa taille noble et imposante, sa figure vénérable, sur laquelle s'alliaient tant d'intelligence et de douceur, ajoutaient encore à la dignité du Prélat et à l'attrait de ses qualités privées. Qu'il est triste qu'il ne soit arrivé parmi nous que pour y finir ses jours ! Sa mort excitera long-temps nos regrets. Nous perdons en lui un homme vraiment évangélique, un homme de paix et de concorde, et tout à la fois un homme de caractère et un homme de cœur.

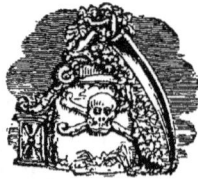

NOTES.

(1) Pendant cette période de la maladie, le dévoiement se montrait à chaque instant, et n'était que difficilement maîtrisé. Une potion, composée tout à la fois de substances calmantes, toniques et astringentes, était ce qui, joint au régime, l'arrêtait le mieux.

(2) Douze sangsues furent appliquées à l'anus, et le laudanum fut administré en lavement. Ces accidens dyssentériques et la réaction fébrile furent si intenses, qu'on désira une consultation. M. le docteur Collard, professeur à l'école de médecine et médecin du séminaire, fut prié de se réunir au médecin ordinaire. Sa santé ne lui permit pas de le faire sur-le-champ; il ne vit le malade que quelque temps après, à l'Archevêché, et le suivit jusqu'à la fin de la maladie.

(3) Toutefois, rien ne pouvait rappeler l'appétit; ni les amers, ni l'eau gazeuse, ni les vins de Bordeaux ou de Malaga, qui cependant étaient bien supportés, et semblaient d'un effet avantageux. Les alimens étaient toujours pris sans plaisir, et souvent avec dégoût.

(4) A cette époque, le bourrelet qui entourait un cautère situé au bras, s'enflamma spontanément, et se mortifia de l'étendue d'une pièce de deux francs.

(5) Cette dernière crise commença par une abondance excessive de glaires dans la gorge, dont l'expuission continuelle soulevait le cœur, troublait le sommeil et ne laissait aucun repos. On essaya quelques cuillerées à café d'élixir anti-glaireux, dont le premier effet parut avantageux, mais qu'il fallut cesser, parce que l'irritation et la fièvre allaient toujours croissant.

(6) Les symptômes de cette dernière réaction furent les suivans : fièvre intense, soif vive, chaleur ardente, urines rares et bourbeuses; quelques selles liquides, suivies de constipation; douleurs et gonflement du ventre, affaissement, sommeil presque continuel; ensuite, insomnie, agitation. A ces accidens on opposa la diète, les boissons délayantes, les lavemens, les embrocations calmantes et les cataplasmes sur le ventre. Il y avait auparavant

tant d'épuisement, le pouls était si faible, qu'on n'osa pas appliquer de sangsues.

(7) Dans cet état désespéré, la médication, qui ne pouvait être que palliative, se borna à frictionner le front et l'épigastre, avec de l'éther acétique; à couvrir de linges chauds le ventre, la poitrine et les membres inférieurs, et à faire usage de bouillon, d'eau vineuse, et d'une potion fortement anodinée.

(8) L'autopsie fut faite vingt-quatre heures après la mort. On ne toucha pas à la tête; le cerveau n'avait offert aucun signe de lésion. On ouvrit le ventre et la poitrine, et on mit le larynx à découvert.

L'estomac était généralement enflammé. Sa membrane muqueuse, d'un rouge bleuâtre tirant sur le brun, était ramollie, et à l'état gélatineux dans plusieurs points.

Le duodenum offrait une altération analogue, mais à un moindre degré.

L'intestin grêle, sain dans quelques points, était très-enflammé dans d'autres, surtout vers son extrémité inférieure. Une rougeur très-vive annonçait que l'inflammation chronique de la muqueuse avait, dans la dernière crise, passé à l'état aigu.

Les gros intestins étaient moins enflammés : ils semblaient épaissis dans plusieurs points, surtout vers le rectum. Leurs follicules mucipares étaient plus développés et plus apparens qu'à l'ordinaire.

L'appareil urinaire, ainsi que la rate, étaient dans l'état sain.

Le foie, plus volumineux et plus consistant qu'à l'ordinaire, offrait une teinte d'un gris-fauve, évidemment anormale. Deux points, de l'étendue d'une pièce de deux francs chacun, près de son bord antérieur, étaient sphacélés et couleur d'ardoise. La vésicule du fiel était remplie de bile.

Le pancréas engorgé renfermait quelques tubercules en suppuration.

Le larynx était plongé dans un tissu cellulaire durci, qui lui laissait peu de mouvement. La membrane muqueuse était enflammée et très-épaissie. Au-dessus des cordes vocales et des ventricules, deux points lenticulaires offraient un commencement d'érosion. L'inflammation s'étendait à la muqueuse trachéale. Toutefois, le tissu des poumons était parfaitement sain.

Les ganglions lymphatiques, engorgés dans le voisinage du larynx et de la trachée-artère, étaient en suppuration, et formaient comme autant de dépôts isolés. Un seul s'était fait jour au-dehors, et était presque cicatrisé. Les autres avaient beaucoup diminué par la résorption de la plus grande partie de la matière purulente.

Une quantité considérable de sérosité limpide était épanchée dans la cavité des plèvres, surtout du côté gauche, mais sans nulle trace d'inflammation récente de ces membranes. Des adhérences nombreuses existaient des deux côtés entre le poumon et la face interne de la poitrine. Ces adhérences étaient anciennes, celluleuses, peu étendues chacune, et parfaitement organisées. Elles résultaient évidemment de l'ancienne inflammation de poitrine dont nous avons parlé.

Mais l'organe le plus gravement et le plus anciennement affecté, était le cœur avec ses enveloppes. On trouva tous les caractères de la péricardite chronique. Près d'un litre de sérosité était contenu dans le péricarde. Toute la surface interne de cette poche et la surface extérieure du cœur étaient recouvertes d'une couche albumineuse d'environ une ligne d'épaisseur, rouge, vasculaire, organisée en fausse membrane, qu'on détachait plus facilement du péricarde que du cœur, et au-dessous de laquelle la membrane séreuse ne paraissait ni rouge ni enflammée, preuve de l'ancienneté de l'affection. Le cœur était flasque, affaissé, presque vide, et comme réduit par la pression qu'avait exercée à sa surface le liquide épanché : ses parois semblaient amincies.

Les glandes bronchiques placées dans le voisinage du cœur étaient engorgées.

A quelle époque remonte le début de cette inflammation de la séreuse du cœur ? Est-ce seulement à un an, lorsque l'action du froid humide produisit l'inflammation broncho - laryngée et l'engorgement des glandes lymphatiques du cou ? ou bien est-ce antérieurement, quand, vers l'âge de trente ans, eut lieu la fluxion de poitrine dont nous avons parlé, et que parurent ces défaillances qui depuis n'ont jamais cessé, et qui furent un des caractères distinctifs de la dernière crise ? Cette seconde opinion est la plus probable. En effet, on conçoit que, lors de la fluxion de poitrine, qui dut être une double pleurésie, la membrane séreuse du péricarde, à raison de l'identité de tissu, ait été prise d'inflammation, en même temps que les plèvres. La pleurésie s'est complétement dissipée; mais la péricardite a persisté à l'état chronique : elle a été certainement la cause des anxiétés et des défaillances que le malade rapportait à l'estomac.

Cette péricardite est restée, pendant un grand nombre d'années, lente et obscure, et sans exercer aucune influence notable sur la nutrition, ainsi que cela arrive quelquefois chez les sujets très-forts. Ce n'est qu'au retour de l'âge que cette influence est devenue sensible. La cavité digestive, le foie, le pancréas, s'affectèrent consécutivement, et d'abord à un faible degré. Puis, l'accident de froid survenu sur le bateau à vapeur, et qui produisit la laryngite et l'engorgement des glandes du cou, activa ces divers foyers morbides, et précipita la marche de toutes ces sub-inflammations. Alors les désorganisations survinrent progressivement; les fonctions s'altérèrent, la nutrition languit, et, dans ce cercle d'actions de plus en plus viciées et délétères, la vie s'usa et finit par s'éteindre dans une dernière et vive réaction qui en épuisa tous les élémens.

FIN.

www.ingramcontent.com/pod-product-compliance
Lightning Source LLC
Chambersburg PA
CBHW070802210326
41520CB00016B/4799